Victoria Fromm

Bio-Size statt Plus-Size

Wie Sie gesund und einfach abnehmen
ohne Diät

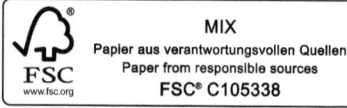

Inhaltsverzeichnis

- Wenn du etwas haben willst, was du noch nie gehabt hast,
musst du etwas tun, das du noch nie getan hast –

Erst einmal sei gesagt: Ich bin kein Arzt und auch kein Heilpraktiker oder ähnliches. Ich bin nicht mal mit einem Arzt verwandt. Deshalb können meine Worte auch keine Beratung, Untersuchung oder Diagnose durch einen Arzt oder Therapeuten ersetzen, und ich gebe auch keine Heilversprechen ab oder wissenschaftliche Quellen an. Alles, was ich hier schreibe, beruht einzig und allein auf meinen ganz persönlichen Erfahrungen. Sorry, das muss ich aus rechtlichen Gründen sagen.

Denn, mal ehrlich, wer dies hier liest, ist wahrscheinlich zu dick und will dünner werden – und zwar einfach und effektiv und noch dazu auf eine gesunde Weise. Und genau darum geht es in diesem Buch.

Über dieses Buch

Jeder Mensch ist anders, jeder Körper ist anders. Wir müssen nicht alle megadünn und superschlank sein, gegen ein paar Pfündchen zuviel sagt mittlerweile auch die Medizin nichts mehr, und so mancher findet Rundungen beim anderen Geschlecht sehr ansprechend. Aber massives Übergewicht führt nun mal unweigerlich zu Krankheiten.

Was Sie von diesem Buch nicht erwarten können, sind irgendwelche strikten Pläne, was Sie morgens, mittags und abends essen sollen. Auflistungen, was Sie nicht essen dürfen. Produktnamen von vermeintlichen Wundermitteln oder ähnliches. Es gibt keine strengen Diätregeln, sondern nur Anregungen, die ausgetretenen Diätpfade einfach mal zu verlassen.

Was Sie aber erwarten dürfen, ist mein ganz persönlicher Weg zum 40 kg leichteren Ich.

Und der entspricht nicht einer klassischen Diät, sondern einzelnen Schritten, mich erst einmal gesünder zu machen. Gleichzeitig verschwand mein bis dahin unstillbarer Heißhunger nach und nach, und die Pfunde verabschiedeten sich. Dabei habe ich nie gehungert, ich esse wirklich gern große Portionen und verzichte ungern. Sehen Sie alles, was Sie hier lesen, bitte als Denkanstoß, als Idee, als Vorschlag. Denken Sie selbst, entscheiden Sie selbst. Ich mache Ihnen keine genauen Vorgaben. Es ist ganz wichtig, dass Sie zufrieden sind und Ihnen das Essen schmeckt. Probieren Sie aus, was Ihnen zusagt, sehen Sie es spielerisch. Nehmen Sie aus diesem Buch mit, was Ihnen gut tut.

Über mich - vorher

Weiblich, Mitte 40, dick. Also ziemlich dick. Ok, um mal konkreter zu werden: Ich hätte mein Gewicht halbieren und danach zu einem Arzt gehen können, der mir dann höchstwahrscheinlich immer noch gesagt hätte: „Sie könnten ruhig mal ein paar Pfund abnehmen." Gut, damit haben Sie eine ungefähre Vorstellung. Ich möchte Sie hier nicht mit Fotos meines Specks belästigen, denn wenn Sie dieses Buch gekauft haben, kennen Sie diese oder zumindest ähnliche Anblicke wahrscheinlich nur zu gut.

An schöne, weibliche Kleidung war kaum zu denken. Was genau geht denn in den Köpfen der Modedesigner vor, je größer die Größe desto hässlicher das Kleidungsstück? Natürlich hatte ich auch die damit unausweichlich verbundenen körperlichen Probleme. Gelenkschmerzen, Bluthochdruck, Insulinresistenz, durch Wassereinlagerungen mutierte Füße oder aufgeriebene Oberschenkel im Sommer, um nur einige zu nennen. Meine Nasennebenhöhlen waren chronisch entzündet, meine Haut juckte oft unerträglich und meine Fingergelenke schmerzten. Dazu kamen noch viele andere unschöne Dinge. Sie wissen schon. Ich kam keine Treppe mehr ohne Zwischenstopp hoch, und so mancher Stuhl nahm sich das Leben unter meinem Gewicht. Ganz abgesehen von den immer wieder vorkommenden Bemerkungen meiner Umwelt. "Danke, toll, dass Sie mir das sagen, ich hätte es selbst gar nicht bemerkt, dass ich dick bin." Aber das größte Übel waren nächtliche Atemaussetzer, die so extrem waren, dass ich eine Schlafapnoe-Maske bekam, mit der ich aussah wie Darth-Vader, und mir das Ding nur noch aus dem Gesicht reißen wollte.

Es war nicht zu leugnen. Ich war eine Ess-Süchtige, ein Zucker- und Fettjunkie. Das war mir immer vollkommen klar, ich war niemand, der sagte „Ach, ich esse doch gar nicht so viel, warum bin ich nur so dick?" Natürlich aß ich viel, Schokolade, Kuchen, Cola, Pommes, jede Menge, vor allem jede Menge Ungesundes. Aber obwohl es mir absolut bewusst war, kam ich willentlich einfach nicht dagegen an. Sucht!

1001 Diäten

Pssst! Hören Sie es auch? Die verzweifelten Rufe der Abnehmwilligen und die noch lauteren Rufe der Abnehmindustrie? Klar, werden Sie sagen, ist ja nicht zu überhören!

Essen Sie bloß keine Kohlenhydrate! Kohlenhydrate sind ja sooo böse, sie machen fett und krank, und überhaupt sind sie anscheinend für alles Übel auf der Welt verantwortlich. Essen Sie dafür jede Menge Fett, Fett ist gesund. Das meinen zumindest die Verfechter der LCHF-Methode. Der äh… was-Methode? LCHF steht für Low Carb High Fat, also wenig Kohlenhydrate, viel Fett. Das ist derzeit die ultimative Abnehm-Methode. Natürlich mag ich morgens Rührei mit Speck. Aber doch nicht ohne Brot. Ich habe es versucht, und ich habe abgenommen. Erst mal. Bis mich das garstige Kohlenhydratmonster in Form einer riesigen Portion Nudeln mit Tomaten-Sahne-Soße überfiel. Ich liebe nun mal Nudeln. Und Brot. Und Kartoffeln. Und Reis auch. Und alle Kohlenhydrate der Erde. Nein, bloß nicht! sagen hingegen die Verfechter der HCLF-Methode. HCLF – High Carb Low Fat, also genau das Gegenteil von LCHF. Sie verstehen. Hier werden also möglichst viele (der eben noch so bösen) Kohlenhydrate verspeist, dafür meidet man allerdings Fett wie die schwarze Pockenpest. Auch das habe ich ausprobiert. Klingt erstmal super, das Kohlenhydrat-Paradies. Aber dann stellte ich fest, dass ein Brötchen ohne Butter auch nicht so lecker ist, und überhaupt alles ohne Fett nicht so gut schmeckt wie mit.

Sie sind verwirrt? Tja, das kann ich bestens verstehen, doch das war es noch lange nicht. Denken Sie nur an die Paleo-Diät-Anhänger, die unruhig vor den Fleischtheken des Landes auf und ab tigern und möglichst viele Mammuts erlegen bzw. große Brocken Fleisch reißen und nach Hause schleppen. Denn hier steht die steinzeitliche Ernährung im Vordergrund, also jede Menge totes Tier, dafür aber kein Getreide. Nun ja, wer es mag. Mein Ding ist es jedenfalls nicht, da ich sowieso kein Fleisch oder Fisch esse. Keine Angst, Sie müssen sich nicht vegetarisch ernähren, dieses Buch ist für jeden geschrieben, der gesünder und schlanker werden möchte.

Oder nehmen wir die altbekannte Trennkost. Kohlenhydrate und Eiweiß sind strikt zu trennen. Nie wieder Spaghetti Bolognese, Omas Schweinebraten mit Knödeln müssen wir auch stehen lassen (und wer sieht schon gerne Oma weinen?), und es geht nicht mal ein olles Käsebrot. Schwierig, schwierig, sagen Sie? Nun, das denke ich auch. Man kann zwar leckere Dinge essen, aber mittags die Nudeln und nach drei Stunden dann die Soße dazu?

Was ich auch immer wieder erstaunlich finde, ist die so genannte Kohlsuppendiät. Man isst sieben Tage lang nur Kohlsuppe. Ja, Sie haben recht gehört. Morgens Kohlsuppe, mittags Kohlsuppe, abends Kohlsuppe. Und wenn man trotzdem noch Hunger hat gern auch zwischendurch, na was wohl, richtig, Kohlsuppe. Urgs. Nichts gegen eine gute Kohlsuppe, so im Winter, wenn man durchgefroren nach Hause kommt. Sehr lecker. Aber nicht schon morgens und schon gar nicht ausschließlich eine Woche lang. In manchen Varianten darf man an einem Tag etwas Obst, an einem anderen etwas Gemüse (haben wir davon nicht schon ausreichend in der Suppe?) dazu essen. Oder etwas Fleisch. Aber ernsthaft, wer nach einer Woche noch Kohlsuppe essen und dabei gleichzeitig „lecker" sagen kann, ist entweder von der ganz harten Sorte oder hat ernsthafte Probleme mit Riechnerven und Geschmacksknospen.

Andere hingegen greifen schlicht und einfach zu Abnehmshakes, also Pulver, das man in Wasser oder Milch einrührt, und das ja hmm so gut schmeckt. In der Werbung zeigt uns das meist eine schlanke, hübsche, blonde, junge Frau, die sicher noch nie einen dieser Drinks genommen hat. Also mich macht so ein Shake weder satt noch zufrieden, wenn ich doch eigentlich einen wahnsinnigen Appetit auf Tortellini mit Sahnesoße habe.

Man kann sich natürlich auch einer Abnehmgruppe anschließen, die sich wöchentlich einmal zum Wiegen und Besprechen trifft. Glauben Sie mir, ich habe es ernsthaft versucht. Ich glaube, so acht Mal mittlerweile. Ja, meine Verzweiflung war groß. Es kostete mich jedes mal (ganz abgesehen von nicht wenig Geld) eine unglaubliche Überwindung, mich auf diese Waage zu stellen, und mir die Zahl des Grauens dann von einer streng dreinblickenden Dame in ein kleines Heftchen eintragen zu lassen. Ich hörte gelangweilten Hausfrauen zu, kaufte Bücher und Schokoriegel, zählte Punkte um Punkte, rechnete, schrieb auf, hatte trotzdem noch

Hunger. Und ja, ich habe abgenommen. Zäh, aber immerhin. Aber nach ein paar Wochen gingen mir diese Punkte-Zählerei und vor allem die Treffen so dermaßen auf die Nerven, dass ich nicht mehr dort hin ging, sondern mir erst einmal eine Pizza und einen Becher Eis vom Lieferdienst bringen ließ, die ich genüsslich auf dem heimischen Sofa verspeiste.

Die Aufzählung meiner Abnehmversuche könnte ich beliebig erweitern. Gefühlt gibt es nichts, was ich noch nicht ausprobiert habe. Vom Arzt verschriebene Tabletten, die mir Herzrasen und Übelkeit bescherten, ominöse Pflanzenextrakte aus den Tiefen des Internets, die im besten Fall nichts brachten, im schlimmsten zwei Tage lang ärgste Magenprobleme. Tagelang ausschließlich Eier oder Ananas oder gar Thunfisch (und ich hasse Thunfisch, den aus der Dose, den friedlich im Meer schwimmenden nicht). Und, und, und… Nun ja, vielleicht könnte ich noch bei Vollmond nackt um die alte Eiche laufen und dabei die Abnehm-Elfe anbeten, aber Spaß beiseite. Manches ging überhaupt gar nicht, bei anderen Diät-Formen habe ich abgenommen, aber im Endeffekt alles nicht lang durchgehalten. Im Gegenteil, ich nahm nach jeder Diät noch mehr zu.

Falls Sie überzeugter Anhänger einer der oben genannten Diät-Formen sind, möchte ich mich an dieser Stelle entschuldigen. Wie gesagt, das sind nur meine ganz eigenen Erfahrungen und Ansichten.

Fragen über Fragen

Aaaaahhhh!!! Was denn nun? Dies oder das oder genau das Gegenteil? Viel Fleisch, wenig Fleisch oder gar keines? Eimerweise Kohlenhydrate, oder sind die der Feind? Fett ohne Ende oder so gar keines (schließlich haben wir ja davon genug an uns)? Und was ist mit Brot, man denke nur an das böse Gluten! Und Milch? Muss ich mir jetzt etwa irgendeinen Ersatz in den Kaffee schütten, und falls ja, geht auch Getreidemilch – da sind wir wieder bei den Kohlenhydraten! Muss ich meine Currywurst mindestens drei Stunden vor den Pommes essen? Soll ich alleine kämpfen oder mit einer moppeligen Gruppe? Und warum nehme ich nicht ab, obwohl ich doch den ganzen Tag lang nur Abnehmshakes trinke?

Stopp!

Lassen Sie sich nicht von jeder neuen dahergelaufenen Mode auf dem Diätmarkt mitreißen! Überlegen Sie doch nur mal, wie viel Geld dahinter steckt. „Die neue Zauber-Wunder-Superduper-Diät macht Sie schlank, reich und glücklich!" so ruft es aus den Zeitungen und dem Internet, und in jedem Buchladen werden wir von hunderten bunten Diätbüchern begrüßt. Das ist ein Milliardengeschäft, unterschätzen Sie das nicht, die Abnehm-Industrie reibt sich die Hände. Jaaa, werden Sie jetzt zu Recht sagen, Sie haben ja auch mein Buch gekauft. Richtig, aber ich bewerbe keine kommerzielle Schlankheitsmethode, will Ihnen nicht weismachen, dass eine spezielle Diät die einzig heilbringende ist, ich verkaufe Ihnen keine Pülverchen oder Pillen, und der Preis für dieses Buch ist doch auch ziemlich übersichtlich, nicht wahr?

Was ich hiermit bezwecken möchte, ist einzig und allein, dass Sie Ihren logischen Verstand einschalten und nicht wie ein Lemming einfach den anderen in den nächsten Diät-Abgrund folgen. Denn ich weiß, wie frustrierend es ist, wieder und wieder einen Anlauf zu nehmen, um das lästige Fett endlich los zu werden und wieder in das tolle Kleid von vor 10 Jahren zu passen. Oder in das, was wir als Motivation zwei Nummern kleiner gekauft haben und dessen Anblick uns jetzt nur noch an unser klägliches Versagen erinnert, weil wir uns nicht mal um ein einziges läppisches Kilo angenähert haben.

Bleiben Sie kritisch! Denken Sie vernünftig! Es spricht nichts dagegen, den neuesten Diät-Bericht in einem Magazin zu lesen oder sich die tollen Fotos der Promis anzusehen, die angeblich auf diese oder jene Weise in nur einer Woche 10 Kilo abgenommen haben. Natürlich völlig gesund und mal so nebenbei. Denn sie trinken ja viel Wasser und kennen die ultimative Abnehmmethode. Ja, sicher! Glauben Sie nicht alles, was Sie lesen oder sehen. Sehen Sie es als Unterhaltung, aber nicht immer gleich als Wahrheit, Menschen können lügen, und Fotos können manipuliert werden. Ich will nicht sagen, dass die eine oder andere Methode nicht durchaus funktionieren kann. Aber! Halten Sie es durch, monatelang nur Kohlsuppen zu essen, Pulvershakes zu trinken oder gänzlich auf einen Teller leckere Nudeln zu verzichten? Allen, die mir nun völlig überzeugt „Ja, natürlich, nichts leichter als das!" entgegenschmettern, kann ich nur gratulieren! Schreiben

Sie mir doch nach einem halben Jahr mal, wie es dann so aussieht.

Natürlich hatte auch ich in der Vergangenheit schon kleinere oder auch größere Erfolge mit der einen oder anderen Diät-Methode. Aber nichts war von Dauer. Immer nahm ich nach der Abnahme auch gleich wieder so zu, dass ich danach mehr wog als vorher. Und ich war jedes mal frustrierter als zu vor. Ich wusste nicht mehr, was ich noch tun konnte, aber so konnte es jedenfalls nicht weiter gehen.

Andere Sichtweise

Ich ging die Sache von einer völlig anderen Seite an. Anstatt ständig nach der neuesten Diät zu suchen und dem angesagtesten Abnehmhype hinterher zu laufen, fing ich an, mich zu fragen, warum ich ständig Hunger hatte. Besonders zu Süßigkeiten konnte ich nicht nein sagen. Ich kannte kein Sättigungsgefühl, sondern aß so lang, bis mein Magen völlig überfüllt war und ich mich so voll und träge fühlte, dass ich mich meist hinlegen musste. Mein Körper war nur noch mit der Verarbeitung dessen beschäftigt, was ich ihm so gab. Und, nun ja, das war nicht wirklich immer gut.

Ich fing an, mich mit Gesundheit zu beschäftigen und dem, was mein Körper wirklich brauchte, im Gegensatz zu dem, was ich ihm meist zumutete. Ich las jede Menge Bücher, sah mir alle möglichen Internetseiten zu den verschiedensten Themen an, informierte mich, wo es nur ging. Aber das wichtigste war, dass ich alles mögliche ausprobierte, was mir auch nur halbwegs sinnvoll erschien. So manches verwarf ich danach wieder, weil es einfach Unsinn war, aber von anderen Dingen war ich begeistert, weil sie mir auf die eine oder andere Weise gut taten. Und vor allem, weil sie mir beim Abnehmen halfen und mich gesünder machten. Heute weiß ich, ich hatte nicht nur zu viel, sondern auch zu wenig. Einerseits zu viel Fett, zu viel Zucker, zu viel Industrienahrung, einfach zu viel Ungesundes. Andererseits vor allem zu wenig Gutes, nämlich zu wenig lebendige Nahrung, natürliche Vitamine, Mikronährstoffe, vernünftiges Wasser usw. Es geht nicht nur darum, Gutes hinzuzufügen, sondern vor allem auch darum, Schlechtes wegzulassen! Das alles war ein jahrelanger Prozess von Versuch und Scheitern, aber letztlich eben Versuch und Erfolg.

Los geht's!

Hier nun - tatarataaa - kommen wir zu den Dingen, die ich für gut, gesund und sinnvoll halte, und die meine Pfunde vertrieben haben. Ich betone an dieser Stelle noch mal, dass ich kein Arzt bin und dies keine wissenschaftliche Studie ist, sondern einzig und allein auf meiner persönlichen Erfahrung basiert. Sie müssen nicht alles eins zu eins umsetzen, entscheiden Sie selbst. Ok, dann kann es ja losgehen.

Entgiften / Entschlacken

Denken wir mal logisch nach. Ich habe viele Jahre lang Essen in meinen Körper gesteckt, das nicht gesund war. Junk-Food, industriell verarbeitetes Essen, Limonaden, Süßigkeiten, Fettiges. Nennen wir es mal Müll. Dann bin ich folgerichtig die Mülltonne, ja, ich weiß, ein schmeichelnder Vergleich. Nun wird die Mülltonne natürlich regelmäßig gelehrt, aber, Sie kennen es selbst, die Tonne an sich ist irgendwann trotzdem von innen schmutzig. Ok, der Vergleich ist vielleicht etwas zu grob, aber ich denke, Sie verstehen, was ich meine. In den Darmzotten sammeln sich Tag für Tag winzige Reste von ungesunden Dingen an, die wir dem Körper über viele Jahre zugemutet haben, und die er nicht vollständig verdauen und abbauen kann. Um es auf den Punkt zu bringen: Es geht darum, zuallererst das, was sich so in unserem Körper an Abfall angesammelt hat, zu entfernen. Manche nennen es entschlacken, manche entgiften, und Ärzte sagen sogar meist, es gäbe überhaupt keine Schlacken im Körper. Nun, darüber kann man sich natürlich streiten. Aber Sie wollen wirklich nicht wissen, wie beispielsweise mein Urin oder mein Schweiß während dieser Phase rochen, und was meinen Körper sonst so verlassen hat. Die Details erspare ich Ihnen.

Ein weiterer kaum bekannter Punkt ist, dass beim Abnehmen Giftstoffe freigesetzt werden, und das kann sehr gefährlich sein. Diese Gifte stecken vor allem im Fettgewebe, denn dieses bindet fettlösliche Gifte und lagert sie ein. Schmilzt das Fett nun beim Abnehmen, so werden die Giftstoffe dabei freigesetzt und gelangen ins Blut. Menschen, die abnehmen, haben fast immer deutlich erhöhte Werte an DDT (Insektizid), Dioxin, Weichmachern und anderen Giften im Blut. Von dort gelangen sie über die Leber und Galle in den Darm und werden hier größtenteils wieder aufgenommen. Diesen gefährlichen Kreislauf gilt es unbedingt zu unterbrechen!

Wie ich das gemacht habe? Nun, nach einigen Versuchen mit vielen hundert Euro teuren Komplettpaketen, bestehend aus verschiedenen Pülverchen, Kapseln, Tropfen usw. (die sicherlich nicht schlecht waren, jedoch zu kompliziert in der Einnahme und geschmacklich eher widerlich), kam ich doch schlussendlich zu einer einfachen, aber sehr effektiven Art und Weise der inneren Körperreinigung, die sich problemlos in den Alltag integrieren lässt: Morgens und abends 2 Teelöffel Heilerde mikrofein mit 2 Teelöffeln Flohsamen-schalen in einem großen Glas Wasser mit etwas Saft gut verrühren und sofort trinken (nicht quellen lassen). Außerdem mit zeitlichem Abstand von mindestens 2 Stunden zwei mal täglich je 1 Probiotika-Kapsel mit Wasser einnehmen. Generell sollten Sie während dieser Kur viel Wasser oder Tee trinken, mindestens 2 Liter. Probiotika, Heilerde und Flohsamenschalen bekommen Sie in Drogeriemärkten, Reformhäusern oder im Internet. Heilerde ist ein natürliches, mine-ralisches Pulver, das Giftstoffe und Stoffwechselpro-dukte wie ein Schwamm aufsaugt und aus dem Kör-per transportiert. Achten Sie auf zeitlichen Abstand zu Medikamenten und anderen Mitteln, da diese von der Heilerde absorbiert und somit unwirksam gemacht werden können. Keine Sorge, Flohsamen haben nichts mit Flöhen zu tun, sondern sind die Samen des Wege-richs. Sie haben die Eigenschaft, stark zu quellen und wirken damit sättigend. Flohsamen können aber noch viel mehr, sie wirken regulierend auf Blutzucker, Blut-druck und Blutfette. Wenn das mal keine guten Gründe für die kleinen Samen sind! Probiotika hingegen bein-halten Bakterien, die sich im Darm ansiedeln und für ein gesundes Milieu sorgen, was Grundlage für unsere Gesundheit ist. Sie sehen, es ist ganz einfach.

Diese Kur führte ich erstmal über 6 Wochen durch, und sie bekam mir super. Keine Magenprobleme, kein Sodbrennen und ein allgemein besseres Befinden. Wundern Sie sich zu Anfang nicht, dass vielleicht Ihr Urin seltsam riecht oder Ihre Haut unrein wird. Im Gegenteil, freuen Sie sich, denn das ist ein Zeichen dafür, dass Ihr Körper etwas loswird, was er nicht braucht. Ich führe diese Kur immer wieder mal durch, ganz nach meinem eigenen Empfinden. Natürlich ist eine gesunde, frische Ernährung währenddessen immens wichtig. Es nutzt nichts, eine Entgiftung durchzuführen und dem Körper gleichzeitig weiterhin Schädliches zuzuführen.

Versuchen Sie es selbst, bevor Sie sich ein Urteil bilden. Sie werden sich wundern, wie gut Sie sich nach einer Weile fühlen!

Entsäuern

Ganz wichtig ist auch, ein gesundes Säuren-Basen-Milieu in unserem Körper zu haben. Übersäuerung hat weitreichende Folgen auf den Körper und macht krank. Natürlich ist es am besten, sich basisch zu ernähren, aber da das nicht immer so leicht zu schaffen ist, nehme ich mehrmals die Woche Basenpulver zu mir. Einfach in etwas Wasser einrühren und trinken. Man kann auch über den Tag verteilt Basentee trinken, das ist Geschmackssache. Ich finde die Einnahme eines Pulvers einfach unkomplizierter.

Außerdem nehme ich zweimal wöchentlich ein warmes Basenbad zur Entsäuerung über die Haut. Schöne Musik, ein paar Kerzen oder ein tolles Buch dazu, und schon entspannt man und tut sich ganz nebenbei noch etwas Gutes.

Darmaufbau

Wie oben schon beschrieben, sollten Sie während der Entschlackung und auch danach dem Darm helfen, gute Bakterien anzusiedeln. Dazu kann man wie gesagt probiotische Kapseln einnehmen, aber beispielsweise auch Brottrunk, Kombucha, Sauerkraut usw. verwenden, einfach ausprobieren und immer mal wieder in den Speiseplan einfügen. Besonders Brottrunk ist, wenn man ihn zu gleichen Teilen mit Wasser und Apfelsaft mischt, ein erfrischendes und wohlschmeckendes Getränk.

Ernährung

Nun kommen wir zum Essen. Wählen Sie nicht einfach Nahrungsmittel, die Sie nur satt machen, sondern Lebensmittel, die (wie der Name schon sagt) lebendiges Essen sind, voller Vitamine und Nährstoffe. Was wir zu uns nehmen, sollte möglichst unverarbeitet und natürlich sein. Meiden Sie unbedingt Konserven. Wann immer es geht, bevorzugen Sie Bio-Ware, da diese nicht mit giftigen Pflanzenschutzmitteln etc. behandelt wurde. Ersetzen Sie, was immer geht, durch Vollkornprodukte. Brot, Reis und Nudeln schmecken als Vollkorn-Variante ebenso lecker und sättigen viel länger.

Der Hauptbestandteil Ihres Essens sollte aus frischer, lebendiger Nahrung bestehen, Gemüse in allen Farben, Salate, Obst, Kartoffeln, Vollkornreis, Hülsenfrüchte, frisch gepresste Säfte, Keimlinge, Sprossen, Kräuter, Pilze, hochwertige kaltgepresste Pflanzenöle. Wenn sie Süßhunger haben, versuchen Sie es mit Obst, ein paar Nüssen oder etwas Trockenobst. Bauen Sie viel Rohkost in Ihren Tag ein, zum Beispiel kann man ein paar Paprika- oder Gurkenwürfel einfach und schnell zu einem leckeren Snack machen. Geben Sie den Saft einer halbe Blutorange dazu, und streuen Sie gerösteten Sesam darüber. Ich stehe auch ungern stundenlang in der Küche, bei mir muss es möglichst schnell und einfach gehen. Denken Sie unkonventionell, kombinieren Sie nach Ihrer ganz eigenen Lust und Laune.

Alles andere sind Genussmittel, die nur in geringen Mengen verzehrt werden sollten. Nichts spricht mal gegen einen Teller Nudeln, ich bin schließlich kein Asket, aber dann wähle ich eben etwas weniger Nudeln als üblich, verwende Vollkornnudeln, und bereite die Soße aus frischen Tomaten, Paprika, Zucchini, Kräutern usw. selbst zu. Das ist unkompliziert und schmeckt gut.

Auch hier kann ich nur empfehlen: Seien Sie kreativ, es muss nicht immer das klassisch deutsche 3-Komponenten-Essen sein, also so etwas wie Schweinebraten, Salzkartoffeln, Dosenbohnen. Verzichten Sie auf stark verarbeitete, unnatürliche Lebensmittel, die nur aus E-Nummern und Zusatzstoffen bestehen.

Ein toller Trend sind zur Zeit die sogenannten Buddhabowls, das Internet ist voller schöner Ideen dazu. Bowl heißt Schale, und Buddha erklärt man so, dass die Zutaten sich wie der runde Buddhabauch aus der Schale wölben. Bei Buddhabowls kann man sich richtig austoben und seiner Phantasie und vor allem seinem Geschmack freien Lauf lassen. Geben Sie als Basis etwas hinein, das Sie gut sättigt, also zum Beispiel Vollkornreis, Bulgur oder Quinoa und dazu jede Menge Gemüse, Salate, Hülsenfrüchte, wenn sie mögen etwas Obst oder Nüsse. Dazu eine Soße oder einen Dipp Ihrer Wahl. Gehen Sie doch mal ins asiatische mit etwas Sojasoße und Cashewkernen, oder geben Sie dem ganzen eine orientalische Note mit Sesammus, Zitronensaft und Koriander. Werfen Sie einfach ganz unkonventionell zusammen, was Ihnen schmeckt.

Was mir auch sehr gut bei der Abnahme geholfen hat, ist Backofengemüse. Beispielsweise habe ich Kartoffeln, Möhren, Zucchini, Auberginen, Paprikas, Zwiebeln usw. in kleine Stücke geschnitten, mit etwas Olivenöl beträufelt, mit Salz, Pfeffer, Kräutern der Provence gewürzt, Fetawürfel darüber und ab in den Backofen. Wer mag, kann etwas Hähnchenfleisch dazu geben. Auch toll sind schnelle Gemüsesuppen in allen Varianten oder ganz einfach Reis mit Gemüse, etwas Brühe und Gewürzen. Haben Sie schon mal geröstete Süßkartoffelwürfel mit einem Mus aus schwarzen

Bohnen und Avocadoscheiben gegessen? Aufwändig? Nein: Süsskartoffeln schälen, in Würfel schneiden, würzen und im Ofen rösten, schwarze Bohnen kochen, zerdrücken, würzen, dazu einfach eine Avocado schälen, in Streifen schneiden und mit etwas Zitronensaft beträufeln. Seien Sie mutig mit Gewürzen und Kräutern, gönnen Sie sich neue Geschmackserlebnisse, damit es nicht langweilig wird.

Frisches Grün ist Leben

Ganz, ganz wichtig ist, dass Sie möglichst viel lebendige Nahrung zu sich nehmen. Frische Pflanzen, die Regen, Wind und Sonne aufgenommen haben. Vor allem grünes Blattgemüse, Sprossen, Salate. Jeden Tag, je öfter, desto besser. Und bitte möglichst in Bio-Qualität, sonst nehmen Sie jede Menge Pflanzenschutzmittel etc. zu sich, und wer will das schon.

Ein absolutes Geschenk des Himmels ist frisches Weizengras. Es gehört zu den nährstoffreichsten Pflanzen auf der Erde. Neben dem hohen Gehalt an Chlorophyll (ca. 70%), liefert es sehr viele wichtige Vitamine, Enzyme, Proteine und Mineralstoffe. Leider ist es noch etwas schwierig, es frisch zu kaufen. Im Internet kann man es bestellen, aber dann ist es auch eine Zeit lang unterwegs und nicht mehr ganz so frisch. Natürlich könnte man alternativ, besser als nichts, Weizengras-Pulver (bitte auf Bio-Qualität achten) einnehmen. Aber viel besser ist doch, dass man es ganz einfach und unkompliziert selbst anbauen kann.

Kaufen Sie keimfähigen Bio-Weizen. Weichen Sie ihn ca. 2 Tage in Wasser ein (dabei mehrmals das Wasser wechseln), und verteilen die Keimlinge dann auf ca. 3 cm hoher Bio-Blumenerde nebeneinander. Stellen Sie den Topf an einen dunklen Platz (oder decken Sie ihn mit einer feuchten Zeitung ab, aber so, dass noch Luft zirkulieren kann) und besprühen Sie die Samen mehrmals täglich mit Wasser, so dass sie nie ganz austrocknen. Nach ungefähr vier Tagen ist das Gras einige Zentimeter gewachsen, so dass sie es dann an einen sonnigen Platz stellen können. Jetzt müssen Sie es nur noch täglich zwei mal gießen, nach ca. 10 Tagen können Sie es ernten. Einfach unten mit einer Schere abschneiden. Zum Entsaften benötigen Sie dann eine Saftpresse für Weizengras (gibt es als Handpressen ab ungefähr 45 Euro), die Ausgabe lohnt sich alle mal für das, was man dafür bekommt. Trinken Sie zu Anfang täglich nur ein halbes Schnapsglas voll mit Weizengrassaft, da er stark entgiftend wirkt. Die Menge kann langsam gesteigert werden.

Zusätzlich empfehle ich frische Kräuter oder Sprossen in Bio-Qualität (Alfalfa, Brokkoli, Radieschen usw.), die man fertig kaufen oder auch ganz einfach selbst ziehen kann. Seien Sie kreativ beim Würzen mit Kräutern.

Getränke

Die Wichtigkeit von gutem Wasser kann ich nicht oft genug betonen. Wir bestehen zu einem Großteil aus Wasser, selbst unser Planet besteht zu einem Großteil aus Wasser. Ein klarer Bergbach schmeckt nicht nach Limonade und hat auch keine Kohlensäure.

Ein großer Fehler, den ich jahrelang gemacht habe, war, ständig süße Getränke zu mir zu nehmen. Auch wenn ich dachte, Wasser mit Saft gemischt sei gesund, so war der Effekt doch, dass der Zucker aus dem Saft meinen Insulinspiegel immer wieder nach oben puschte. Das wiederum führt zu Blutzuckerschwankungen und damit, Sie ahnen es schon, zu Heißhunger. Viel besser ist es daher, seinen Flüssigkeitsbedarf mit möglichst kohlensäure- und mineralstoffarmem Wasser zu stillen. Mineralstoffarm? Wo doch ständig mit den guten Mineralien im Wasser geworben wird? Lassen Sie sich nicht veralbern! Wieso gibt man Säuglingen mineralarmes Wasser? Verwertbare organische Mineralien nehmen wir genügend aus der Nahrung auf. Wasser hingegen dient vor allem dazu, Schlackenstoffe aus dem Körper hinaus zu transportieren. Die anorganischen Mineralien aus dem Wasser belasten den Körper nur, weil er sie in dieser Form gar nicht verarbeiten kann. Leitungswasser sehe ich auch eher kritisch (ja, ich weiß, tausendfach getestet...), aber denken Sie nur an Hormonrückstände, Blei usw. Eher nicht so schön. Und was ist das Problem mit Kohlensäure? Wie der Name schon sagt, ist es eine Säure, die den Körper sauer statt basisch macht. Aber wie immer gilt auch hier: Entscheiden Sie selbst. Und noch am Rande: Bevorzugen Sie Glasflaschen, die Weichmacher in Plastikflaschen lagern sich in unserem Körper ab und machen uns krank.

Ein Glas Zitronenwasser am Morgen bringt den Stoffwechsel in Schwung und füllt die Zellen wieder mit Wasser auf. Einfach eine halbe Zitrone in ein Glas Wasser pressen. Wer mag, kann eine Prise Cayenne-Pfeffer hinzufügen, das kurbelt zusätzlich die Fettverbrennung an.

Natürlich können Sie auch Tee trinken, dann aber bitte ohne künstliche Aromen. Im Sommer kann man Eistee aus Tee mit Früchten und Eiswürfeln einfach selbst machen. Oder peppen Sie Ihr Wasser mit einigen Pfefferminzblättern und ein paar frischen Beeren auf.

Getränke wie Kaffee, Alkohol und vor allem Cola sollten Sie auf ein Minimum reduzieren oder am besten
ganz sein lassen. Leicht gesagt, ich weiß, setzen Sie
sich nicht unter Druck, sondern verändern Sie eins
nach dem anderen, so gut Sie eben können. Ihr Körper
dankt Ihnen jeden Schritt in Richtung Gesundheit.

Süßungsmittel

Raffinierter Zucker ist eine Droge. Punkt. So klar muss man das sagen. Denn Zucker macht süchtig, raubt dem Körper wichtige Mineralien und verursacht so chronische Leiden. Außerdem jagt er den Insulinspiegel nach oben, was zu Heißhunger führt. Und er schädigt die Blutgefäße und die Bauchspeicheldrüse.

Herkömmliche Süßstoffe sind giftiger Dreck. So deutlich möchte ich das hier sagen. Bitte, lassen Sie unbedingt die Finger davon! Die Liste der Auswirkungen auf Ihre Gesundheit ist kilometerlang. Um nur einige zu nennen: Insulinresistenz, Gedächtnisverlust, Depressionen, Angstzustände, Schwindeln, Zittern, Arthrose, Migräne, Impotenz usw. Und nicht zuletzt Gewichtszunahme. In der Schweinemast werden Süßstoffe sogar als Appetitanreger eingesetzt. Ich glaube, mehr muss ich an dieser Stelle nicht dazu sagen.

Zum Glück gibt es mittlerweile pflanzliche, gesunde und figurfreundliche Alternativen, wie z.B. Stevia oder Erythrit. Meine Erfahrung ist, dass Stevia häufig einen leicht lakritzartigen Nachgeschmack hat, und ich mag einfach kein Lakritz. Erythrit hingegen ist geschmacklich und von der Süßkraft so gut wie nicht von herkömmlichem Zucker zu unterscheiden. Vor allem aber hat es kaum Kalorien und lässt den Blutzuckerspiegel nicht ansteigen.

Milch

Wie schon erwähnt, litt ich unter einer chronischen Nebenhöhlen-Entzündung. Das bedeutet, ich konnte nur schwer durch die Nase atmen und litt unter Gesichtsschmerzen und dem Gefühl, ständig krank zu sein. Schon nach ein paar Tagen, nachdem ich größtenteils auf Milch und Milchprodukte verzichtete, lief meine Nase den ganzen Tag lang ununterbrochen. Auch musste ich viel Schleim abhusten (eklig, aber wahr), aber danach war es himmlisch. Ich konnte ganz ohne Nasenspray einschlafen. Zum ersten mal seit vielen Jahren freie Nebenhöhlen, das ist ein grandioses Gefühl!

Milch verschleimt und fördert die Entstehung von Entzündungen im Körper, das ist meine eindeutige Erfahrung. Ganz abgesehen von dem Leid, das wir den Tieren damit antun. Milch ist Nahrung für Kälber, damit Sie möglichst schnell wachsen. Irgendwann hören Kälber dann von selbst auf, Milch zu trinken. Das ist die Natur. Oder würden Sie heute weiterhin Muttermilch trinken? Sorry, ich weiß, ein widerlicher Gedanke. Aber er macht klar, dass Milch nicht für Menschen bestimmt ist. Ich trinke morgens furchtbar gern einen Cappuccino mit einem Schuss Milch. Um die Milch zu ersetzen, probierte ich alle auf dem Markt erhältlichen pflanzlichen Milch-Alternativen. Mandelmilch, Hafermilch, Lupinenmilch, Reismilch, Dinkelmilch sowie sämtliche Mischformen wie Reis-Kokos-Milch usw. Am Ende blieb ich dann bei der Hafermilch hängen, die ich seitdem in meinem Cappuccino genieße. Aber das ist reine Geschmackssache, probieren Sie doch mal den ein oder anderen köstlichen Milchersatz, und entscheiden Sie selbst.

Weizen

Vermeiden Sie Weizen, ob als Weißmehl oder Vollkornmehl, er verdickt das Blut und begünstigt Entzündungen im Darm. Aber wussten Sie auch, dass Weizen genau wie Zucker süchtig macht? Weizen enthält ein Eiweiß, das bewirkt, dass ein dem Opium ähnlicher Stoff im Körper ausgeschüttet wird. Dadurch wird der Appetit auf noch mehr Weizenprodukte geweckt.

Generell machen Weißmehlprodukte (also verarbeitetes Korn) nur kurz satt und dann um so hungriger. Bevorzugen Sie daher auf jeden Fall Vollkornprodukte. Oder probieren Sie andere Mehlarten von gesünderen Sorten, wie Emmer, Einkorn und Kamut.

Backen Sie doch mal schnell und unkompliziert ein weizenfreies Brot, im Internet gibt es die verschiedensten Rezepte. Mein Lieblings-Rezept für ein Brot ganz ohne Weizen:

150 g Sonnenblumenkerne, 100 g Leinsamen, 175 g Haferflocken, 75 g Mandeln oder Nüsse, 5 TL Flohsamenschalen, 3 TL Chiasamen, 1 TL Salz, 4 TL Kokosnussöl, 400 ml Wasser. Alles gut vermischen, in

eine Backform geben und erst mal ca. 3 Stunden ruhen lassen. Bei 200 Grad ca. 30 Minuten backen, dann aus der Form nehmen und umgedreht ca. 30 Minuten weiterbacken.

Lecker, Sie werden sehen. Das ist nur ein Beispiel, experimentieren Sie mit anderen Zusammensetzungen, statt Mandeln und Nüssen können Sie beispielsweise Sesam und Kürbiskerne probieren, oder geben Sie ein paar klein geschnittene Feigen dazu. Es macht Spaß, Neues zu entdecken!

Fleisch

Wie eingangs erwähnt, esse ich weder Fleisch noch Fisch. Ich möchte mich an dieser Stelle gar nicht lang über die Gründe auslassen, sie sind ethischer und gesundheitlicher Natur. Mein Herz, mein Gewissen und mein Verstand können es nicht verantworten, dass Lebewesen gequält und getötet werden, damit ich sie essen kann. Soweit dazu. An dieser Stelle möchte ich aber eher kurz auf die gesundheitlichen Aspekte von Fleisch eingehen.

So enthält Schweinefleisch eine Säure, die in unserem Körper Entzündungen auslöst. Rheumatikern oder Menschen mit Gelenkschmerzen würde ich daher dringend empfehlen, Schweinefleisch zu meiden. Denken Sie auch an die vielen Medikamente und Hormone, die Sie mit dem Fleisch aufnehmen. Außerdem erhöht Fleisch die Risiken für Herz-Kreislauf-Erkrankungen, Krebs und viele weitere Krankheiten, und übersäuert unseren Körper extrem. Deshalb möchte ich Sie auch hier wieder bitten: Bleiben Sie kritisch, denken Sie selbst nach, entscheiden Sie selbst! Wenn Sie dennoch nicht auf Fleisch verzichten möchten, reduzieren Sie den Fleischkonsum, und kaufen Sie Bioware.

Auch Soja und Sojaprodukte sind meines Erachtens keine gute Alternative, da sie heutzutage fast ausschließlich aus genmanipuliertem Soja hergestellt werden, und zudem noch pflanzliche Hormone enthalten.

Konjakwurzel

Die Konjakwurzel ist mein Retter in der Not, danke
Mutter Natur!

In der asiatischen Küche kennt man sie schon seit
Ewigkeiten. Sie besteht zu 75% aus unverdaulichen
Kohlenhydraten und hat deshalb kaum Kalorien. Das
sogenannte Konjakmehl (getrocknete und gemahlene
Wurzel) kann bis zum zweihundertfachen seines Volu-
mens an Flüssigkeit aufnehmen, wird in Wasser einge-
rührt geleeartig und schmeckt nach nichts. Es ist also
eine rein pflanzliche, gesunde Alternative zu Schlank-
heitsmitteln. Hurra! Immer, wenn mich das Hunger-
monster ansprang, trank ich erst mal einen Konjak-
trunk, und das Hungergefühl war über viele Stunden
wesentlich kleiner oder meist sogar ganz verschwun-
den. Ganz wichtig dabei ist allerdings, wegen der ex-
tremen Quellwirkung wirklich jede Menge Wasser zu
trinken, da es sonst Magenprobleme geben kann.

Man kann Konjakmehl auch in der Küche verwenden,
beispielsweise lassen sich damit Soßen andicken. Aus
Konjakmehl werden auch die sogenannten Shirataki-
Nudeln hergestellt, die mittlerweile in vielen Super-

märkten zu finden sind. Man sollte die Nudeln vorher abwaschen und ca. eine Minute kochen, das Wasser weg gießen und sie dann am besten in einer Soße mitkochen, da sie ansonsten einen unangenehmen Beigeschmack haben können. Kleiner Tipp am Rande.

Sport / Bewegung

Ich muss gestehen: Ich war nie ein sonderlich sportlicher Mensch. Ich habe bei allen Versuchen nie den sagenumwobenen Punkt erreicht, von dem begeisterte Sportler behaupten, es habe Klick gemacht, und Glückshormone durchströmten ihren Körper. Glückwunsch, wenn es bei Ihnen so ist. Es ist toll, wenn Sie einen Sport haben, den Sie gern ausüben. Ich hingegen hasse Fitness-Studios oder joggen. Da ich aber weiß, dass Bewegung gesund ist, und vor allem auch die Abnahme beschleunigt, habe ich die Art von Bewegung in meinen Alltag eingebaut, die mir als Sportmuffel am besten entgegen kommt.

Zu erst habe ich mir ein Minibike zugelegt. Sie werden auch manchmal als Mini-Trainer oder Arm-/Beintrainer bezeichnet. So ein kleines, tragbares Ding, das rechts und links ein Pedal hat. Kostet nicht viel und nimmt keinen Platz weg. Man kann damit die Arme trainieren oder radeln. Aber was das beste ist, ich kann gemütlich dabei auf dem Sofa sitzen und meine Lieblingsserien schauen, während ich Sport mache. Das ist doch super, oder? Wenn schon Sport, dann doch so angenehm wie möglich.

Haben Sie schon mal eine Kettlebell geschwungen? Für alle, die keine Lust auf Hanteln haben, so wie ich, sind Kettlebells eine super Alternative, die wirklich Spaß macht (glauben Sie mir, ich hätte nie gedacht, dass ich das Wort Spaß im Zusammenhang mit Sport benutze). Kettlebells bestehen aus einer Kugel mit Griff und wiegen meist zwischen 4 und 48 Kilo. Außerdem kosten sie nicht viel. Man kann die verschiedensten Übungen mit ihnen ausführen. Ich habe mir eine 8 kg Kettlebell zugelegt (für ca. 10 Euro) und führe seither nur eine einzige, aber effektive Übung damit durch, den sogenannten Kettlebell-Swing. Dabei wir die Kugel durch die Beine bis auf Brusthöhe geschwungen. Die richtige Ausführung ist absolut wichtig, das Internet ist voller einfacher, kurzer Anleitungen. Der Kettlebell-Swing ist ein effektives Ganzkörper-Training, bringt den Puls hoch, stärkt die Muskeln, festigt den Körper. Zudem stärkt er den Rücken, und nicht zuletzt sorgt er für Fettabbau. Und das bei einem sehr geringen Zeitaufwand, denn ich schwinge die Kugel nur zwei bis drei mal pro Woche für ca. 10 Minuten. Genau das kommt mir als Faultier absolut entgegen.

Sie müssen nicht unbedingt meine Ideen übernehmen. Suchen Sie sich etwas, was Ihnen wirklich Spaß macht, oder was Sie so nebenbei immer wieder mal machen können. Jede Form von Bewegung im Alltag zählt genauso wie Sport. Machen Sie einen gründlichen Hausputz, bringen Sie Ihren Garten auf Vordermann, oder machen Sie einen langen Spaziergang. Schauen Sie mal im Internet nach kostenlosen Sport-Videos, beispielsweise Zumba, und tanzen Sie einfach mit, es muss ja nicht perfekt sein, und niemand sieht Sie dabei. Es nutzt nichts, sich unrealistische Ziele zu stecken, die man dann sowieso nicht erreicht. Das frustriert nur unnötig und führt Sie nicht zum gewünschten Ziel.

Körperpflege / Kosmetik

Was haben Körperpflege und Kosmetik mit gesundem Abnehmen zu tun, fragen Sie sich wahrscheinlich jetzt. Mehr als Sie denken. Es bringt nicht viel, wenn Sie sich einerseits gesund ernähren, aber andererseits Giftstoffe beim Duschen oder Schminken aufnehmen. Bedenken Sie, dass unsere Haut keine geschlossene Fläche ist, sondern unser größtes Organ. Sie würden doch auch keine krebserregenden Chemikalien auf Ihre Leber schmieren, oder? Und die Haut ist durchlässig, das heißt, alles, was mit ihr in Kontakt kommt, wird aufgesaugt und gelangt in den Körper. Deshalb sollten wir ihr so wenig Schädliches wie möglich zumuten.

Ändern Sie einfache, kleine Dinge, um einen großen Nutzen für Ihre Gesundheit zu erzielen. Lesen Sie sich beispielsweise mal die Inhaltsstoffe Ihrer Pflegeprodukte durch, die meisten herkömmlichen Duschgels, Shampoos, Deos, Parfüms, Zahnpasten usw. bestehen aus einem Giftcocktail, so krass muss man das leider nennen. Lassen Sie sich nicht von der uns ewig und überall berieselnden Werbung vom logischen Denken abhalten! Ihr Verstand sollte siegen, nicht die finanziellen Interessen der Industrie. Es gibt heutzutage sehr gute, wohlriechende und vor allem unschädliche Mittel, um den Körper zu pflegen. Niemand muss stinkend umher laufen. Auch auf Kosmetik müssen wir nicht verzichten, Bio-Produkte können genau das gleiche, ohne uns zu schädigen. Es geht hier nicht um Verzicht, sondern um das Ersetzen von ungesunden Produkten durch Gesunde.

Und was hat das nun mit Diät zu tun? Dieser Giftcocktail in unserem Körper stört den Stoffwechsel und somit auch den Fettstoffwechsel. Das Abnehmen wird erschwert oder gar völlig blockiert.

Schlaf

Zahlreiche Studien und meine eigene Erfahrung haben es bestätigt: zu wenig Schlaf macht dick! Es sollten bei Erwachsenen pro Nacht 7 - 8 Stunden Schlaf sein, am besten in einem kühlen, dunklen Raum. Ansonsten riskiert man, dass die Ausschüttung von Hormonen gestört wird, vor allem von jenen, die für unseren Appetit zuständig sind. Wer zu wenig geschlafen hat, ist am nächsten Tag hungriger und isst mehr.

Außerdem holt der Körper sich die Energie, die er für die wichtigen Regenerationsprozesse während des Schlafs benötigt, aus den Fettpolstern. Schlafen wir zu wenig, wird dieser Vorgang gestört und die Fettpolster bleiben.

Zu guter Letzt

Ich habe auf diese Art und Weise ganz stressfrei und ohne starre Vorgaben in 9 Monaten rund 40 kg abgenommen. Das Gefühl, mit einem viel leichteren und beweglicheren Körper schmerzfrei durchs Leben zu gehen, ist einfach unbeschreiblich. Abgesehen davon, ist es nun viel leichter, tolle Kleidung zu finden. Beim Gang auf die Waage und dem Blick in den Spiegel freue ich mich wieder, ganz zu schweigen von den Komplimenten, die ich erhalte.

Ab und an habe ich auch mal ein Stück Pizza oder Kuchen gegessen oder abends auf dem Balkon den Tag mit einem schönen Glas Rotwein ausklingen lassen. Aber eben nur ab und an, und dann in kleinen Mengen. So hatte ich nicht das Gefühl, auf etwas verzichten zu müssen, und das Abnehmen funktionierte trotzdem. Wenn Sie einmal über die Stränge schlagen, werfen Sie nicht gleich alles hin. Haken Sie es einfach ohne schlechtes Gewissen ab, wir sind alle nur Menschen, und weiter geht's. Es bringt überhaupt nichts, sich unter Druck zu setzen.

Das ist mein persönlicher Weg, und für mich funktioniert er. Nehmen Sie aus meinen Worten mit, was Ihnen gefällt, was für Sie Sinn macht, was sich richtig für Sie anfühlt. Ich hatte mir kein genaues Ziel gesetzt, wann ich wie viele Kilos verloren haben wollte, denn ich mag nun mal keinen Druck. Die gesunde Ernährung ist mir einfach zur Gewohnheit geworden.

Sie brauchen keine komplizierten Diätpläne, alles Gute im Leben ist von Natur aus einfach. Meiden Sie Stress, und schaffen Sie sich ein positives Umfeld, so gut es geht. Schließlich sind Sie die wichtigste Person in Ihrem Leben. Das allerwichtigste ist, dass Sie sich während der Abnahme wohl fühlen, sorgen Sie für ein wenig Bewegung, aber entspannen Sie sich auch, lassen Sie es sich gut gehen.

Belohnen Sie sich ruhig mit Essen, aber dann vielleicht mal mit einer exotischen Frucht, die Sie noch nicht kennen, oder einer Gemüsepfanne mit Kräutern, deren Zutaten Sie vorher frisch auf dem Wochenmarkt gekauft haben.

Gehen Sie Ihren ganz eigenen Weg, haben Sie Spaß dabei, und feiern Sie Ihr Leben, es ist wertvoll!